AF383964

Dʳ PAUL FAREZ

DE LA SUGGESTION

PENDANT LE SOMMEIL NATUREL

DANS LE

TRAITEMENT DES MALADIES MENTALES

> « S'il était possible de profiter des instants
> de sommeil d'un aliéné pour l'hypnotiser,
> on pourrait sans doute améliorer son état
> et aider ainsi à sa guérison. »
> BEAUNIS (*Revue philos.* XX, 7)

PARIS

A. MALOINE, ÉDITEUR

23-25, RUE DE L'ÉCOLE-DE-MÉDECINE, 23-25

1898

Dʳ PAUL FAREZ

DE LA SUGGESTION

PENDANT LE SOMMEIL NATUREL

DANS LE

TRAITEMENT DES MALADIES MENTALES

> « S'il était possible de produire des instants
> de sommeil d'un aliéné par l'hypnose,
> on pourrait sans doute améliorer son état
> et aider ainsi à sa guérison. »
> BRÉVAL (*Revue Psycol.*, 1897)

PARIS

A. MALOINE, ÉDITEUR

23-25, RUE DE L'ÉCOLE-DE-MÉDECINE, 23

1898

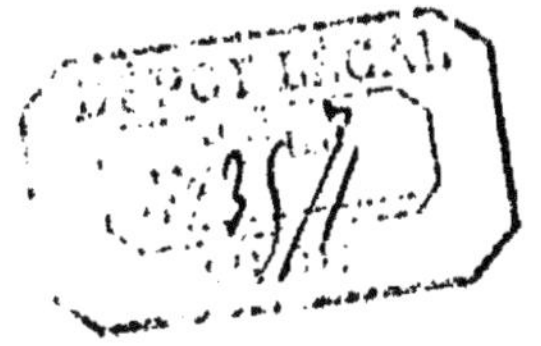

DE LA

SUGGESTION PENDANT LE SOMMEIL NATUREL

DANS LE TRAITEMENT DES MALADIES MENTALES

Dr PAUL FAREZ

DE LA SUGGESTION

PENDANT LE SOMMEIL NATUREL

DANS LE

TRAITEMENT DES MALADIES MENTALES

« S'il était possible de profiter des instants de sommeil d'un aliéné pour l'hypnotiser, on pourrait sans doute améliorer son état et aider ainsi à sa guérison. »
BEAUNIS (*Revue philos.* XX, 7)

PARIS

A. MALOINE, ÉDITEUR

23-25, RUE DE L'ÉCOLE-DE-MÉDECINE, 23-25

1898

DE LA SUGGESTION

PENDANT LE SOMMEIL NATUREL

dans le Traitement des Maladies mentales

CHAPITRE PREMIER

Justification historique et psychologique de cette intervention

I

Jusqu'à ces dernières années, on croyait communément que la suggestion hypnotique n'est d'aucun secours dans le traitement des maladies mentales et que même tous les aliénés sont réfractaires au sommeil provoqué. C'est à M. Auguste Voisin, médecin de la Salpêtrière, que revient l'honneur d'avoir réfuté cette double erreur. En effet, dès 1880 il a fait connaître que, grâce à la suggestion hypnotique, il avait pu guérir une aliénée atteinte de manie aiguë; depuis lors, il a poursuivi dans ce sens de patientes recherches, obtenu des guérisons nombreuses et préservé de la séquestration perpétuelle des malades jusqu'alors réputées incurables [1]. D'autres auteurs, en France, entre autres MM. Séglas, Dufour, Grasset, Jules Voisin, Burot, Roubinovitch et Bérillon ont suivi la direction marquée par M. Aug. Voisin et ont publié tour à tour des observations, tout à fait probantes [2]. A l'Etranger MM. Lombroso, Burckhardt, Repoud, Ladame, van Renterghem, van Eeden, Schrenck-Notzing, Krafft-Ebing, Tokarsky fournissent à l'opinion de M. Voisin l'appoint précieux de leur autorité [3]. Ainsi, à l'heure actuelle, sur la foi des auteurs précédemment cités et sous la garantie de leurs observations authentiques, il est permis de formuler cette double vérité :

1° De nombreux aliénés peuvent être plongés dans le sommeil hypnotique [4];

2° De nombreux aliénés peuvent être guéris ou, tout au

[1] Cf. *Revue de l'Hypnotisme* : I, 4, 41, 78 ; — II, 328, 339 ; — III, 316, 353 ; — IV, 121, 149, 152, 202 ; — VI, 267 ; — VII, 211 ; — VIII, 55 ; — X, 341 ; — XI, 91. — Cf. surtout la communication faite le 10 août 1889 au Congrès de l'Hypnotisme expérimental et thérapeutique : « Les indications formelles de l'hypnotisme et de la suggestion hypnotique dans le traitement des maladies mentales et des états connexes. » (IV, 149.) — Quant aux diverses guérisons obtenues par M. Aug. Voisin, elles portent sur les cas suivants : manie, lypémanie, hypocondrie, mélancolie, idées fausses ou fixes, conceptions délirantes, illusions, hallucinations, obsessions ; délire érotique, mystique, furieux ; idées de persécution, de mort, de suicide ; tentatives de suicide ; excitation générale du système nerveux, insomnies, gâtisme, refus d'aliments et de médicaments, douleurs viscérales, dipsomanie, incohérence des paroles et des actes, perversité morale, impulsions irrésistibles au mal, etc., etc.

[2] SÉGLAS, *Archiv. de Neurol.*, nov. 1885. — DUFOUR, Société médico-psychologique, mai 1886. — GRASSET, *Sem. méd.*, 19 mai 1886. — Jules VOISIN, *Rev. de l'Hypnot.*, II, 242. — BUROT, *id.*, III, 336. — ROUBINOVITCH, *id.*, IV, 244. — BÉRILLON, *id.*, V, 108. — En 1890, M. Bérillon avait déjà guéri par la suggestion hypnotique : 3 cas de dipsomanie ; 5 cas de morphinomanie ; 11 cas d'obsession, d'autres cas de lypémanie, de mélancolie anxieuse, de délire partiel, 1 cas de refus complet de nourriture datant de 23 jours, 3 cas de sitiophobie, 1 cas d'inversion sexuelle, etc. (*Rev. de l'Hypnot.*, V, 108.)

[3] LOMBROSO, cité par Aug. Voisin, *Rev. de l'Hypnot.*, I, 48. — BURCKHARDT, *id.*, III, 56. — REPOUD, *id.*, IV, 152. — LADAME, *id.*, IV, 67 ; V, 130. — VAN RENTERGHEM et VAN EEDEN, *id.*, IV, 84. — SCHRENCK-NOTZING, *id.*, IV, 172 ; V, 15. — KRAFFT-EBING, Traité de Psychiâtrie, trad. Emile Laurent, Paris, Maloine, 1897, 333. — TOKARSKY, Communication faite au Congrès de Moscou, *Rev. de l'Hypnot.*, XII, 216.

[4] Même pendant l'excitation maniaque et pendant le cours de la folie lypémaniaque des plus intenses. (A. Voisin, Congrès pour l'avancement des sciences, Nancy.) Cf. *Rev. de l'Hypnot.*, I, 78.

moins, améliorés par la suggestion pendant le sommeil hypnotique (¹).

Dès lors, comme l'écrivait tout récemment M. Pierre Janet, « l'aliéniste n'a pas le droit de négliger de parti pris un agent « aussi puissant (²) » ; aussi l'hypnotisme devra-t-il occuper, à l'avenir, une large place dans le traitement et la prophylaxie des maladies mentales, comme un auxiliaire d'autant plus précieux que, d'ordinaire, il intervient efficacement après l'échec de toutes les diverses tentatives thérapeutiques. « Rien n'est, en effet, satisfaisant comme d'avoir un moyen d'enlever en très peu de temps, parfois même en deux ou trois séances, à un aliéné ses idées délirantes et ses hallucinations ; il y a là de quoi désarmer l'incrédulité des médecins qui n'ont pas foi dans l'art de guérir (³). »

II

Toutefois, il se trouve que dans la pratique de nombreuses difficultés surgissent. Tel aliéné, par exemple, n'a pas conscience de sa maladie ; il affirme qu'il est en parfaite santé, il repousse tout secours médical, à plus forte raison opposera-t-il à l'hypnotiseur une obstination parfois invincible. Mais, d'autre part, si le malade ne résiste pas opiniâtrement, la cause n'est pas gagnée pour cela : s'il s'agit d'un obsédé, la suggestion verbale sera peut-être impuissante à atteindre, surtout à surpasser en intensité les représentations exclusives dont la conscience de l'aliéné est à chaque instant la dupe ; — si, au contraire, le malade est instable et distrait, son attention dispersée pourra ne pas se maintenir suffisamment sur

(1) En 1889, M. Voisin a donné des nouvelles de diverses malades dont les guérisons remontaient à trois, quatre et même cinq ans : sur 22 cas, 19 étaient restées complètement guéries. — Cf. *Rev. de l'Hypnot.*, III, 355.

(2) Pierre JANET : Traitement psychologique de l'hystérie, dans le *Traité de thérapeutique* de Albert Robin, fasc. XV, 169. De même, plus loin (p. 173), M. Pierre Janet écrit que l'hypnotisme « forme une ressource extrêmement précieuse, *la seule peut-être que nous ayons pour rétablir l'intégrité de l'esprit.* »

(3) A. VOISIN, *Rev. de l'Hypnot.*, IV, 149.

l'idée du sommeil. Ainsi, de toute façon, la suggestibilité des aliénés pendant la veille est considérablement diminuée.

Ce n'est pas tout. Les procédés habituels d'hypnotisation sont, la plupart du temps, frappés d'insuffisance : par exemple, l'aliéné ne peut fixer spontanément, pendant une durée assez longue, les yeux ou le doigt de l'hypnotiseur ; celui-ci est obligé de s'ingénier à varier et à perfectionner sa technique ; c'est ainsi que M. Aug. Voisin a eu recours à des écarteurs palpébraux pour maintenir les yeux d'un sujet ouverts en regard d'une lampe au magnésium, etc.

Il y a plus. Même dans les cas finalement favorables, l'hypnotisation des aliénés ne s'obtient guère qu'au bout d'un temps souvent considérable. Il n'est pas rare de rester auprès du malade pendant deux ou trois heures avant de parvenir à l'endormir ; il faut même, dit M. Voisin, « recommencer fréquemment jusqu'à dix-huit ou vingt fois les séances avant de renoncer au succès ([1]) ».

On conçoit donc que beaucoup de malades aient été considérés comme incapables d'être hypnotisés, par cette seule raison que le médecin, trop vite lassé, a manqué de persévérance et de ténacité. Néanmoins, M. Aug. Voisin lui-même (dont la patience et le dévouement aux malades pourraient bien être égalés, mais non surpassés, je pense) a estimé à 10 pour 100 la proportion des aliénés qu'il a pu soumettre au sommeil hypnotique. C'est beaucoup, si l'on songe qu'avant lui tous étaient réputés réfractaires ; c'est peu, si l'on considère le grand nombre des malades que l'on pressent devoir être améliorés par la thérapeutique psychique et devant lesquels on enrage de demeurer impuissant, faute de pouvoir les suggestionner.

Or, à ce qu'il me semble, après que la production du sommeil artificiel a été vainement essayée, tout espoir d'action efficace n'est pas interdit par cela même ; la psychothérapie ne doit pas si tôt abdiquer ni confesser son impuissance. Il

<hr>

(1) A. VOISIN, *Rev. de l'Hypnot.*, I, 6 ; IV, 150.

reste, en effet, un mode d'intervention que je ne sache pas avoir encore été employé d'une manière systématique, mais qui cependant mérite, à mon sens, d'occuper une large place dans le traitement des maladies mentales. Ainsi, lorsque l'aliéné n'est pas accessible à la suggestion, c'est, nous l'avons vu, parce qu'il est distrait, c'est-à-dire insuffisamment concentré sur lui-même — ou parce qu'il est obsédé, c'est-à-dire trop exclusivement concentré — ou parce qu'il s'obstine à refuser de se laisser influencer. Dès lors, la suggestion aura prise sur l'aliéné si elle s'impose à lui avec force en dehors de son consentement, à son insu et pour ainsi dire malgré lui, dans un moment où il sera presque sans défense et n'essayera guère de résister. Or cet état favorable existe, il est physiologique, il est normal, c'est le sommeil naturel.

L'emploi systématique de la suggestion pendant le sommeil naturel dans le traitement des maladies mentales n'a certes rien d'illégitime ou d'irrationnel ; il se justifie au point de vue théorique et au point de vue pratique, à la fois par l'analyse psychologique et par certains faits nettement constatés.

III

Tout d'abord, de nombreux faits établissent que, chez certains aliénés, les délires, impulsions, obsessions, etc., n'ont d'autre origine qu'un rêve survenu pendant le sommeil naturel. En voici quelques exemples : pendant trois nuits consécutives, une femme entend une voix qui lui dit : « Tue ta fille ! » l'idée persiste pendant la veille et la malheureuse immole son enfant [1] ; une dame rêve que son mari a l'intention de la quitter, et elle en est tellement désolée qu'elle aime mieux mourir ; trois fois en douze jours, elle essaie de se suicider, on l'arrête au moment où elle va se jeter à la Seine [2] ; une autre femme

(1) MACARIO, *Ann. méd. psych.*, VIII, 176.
(2) FAURE, *Arch. de méd.*, I, 1876, 554.

rêve qu'elle tue son mari et sa fille : une fois éveillée, elle s'attache les mains pour ne pas accomplir son crime [1] ; un gendarme rêve qu'il est condamné à mort et qu'on va le guillotiner : au réveil il tente de se suicider pour échapper à l'exécution publique [2] ; une malade refuse absolument de manger depuis six semaines parce que sa mère, morte récemment, lui apparait en rêve et lui ordonne de ne plus manger, en punition d'une faute qu'a commise la malheureuse fille [3] ; une dipsomane guérie depuis un an se remet à boire parce qu'elle a vu en rêve sa sœur et que celle-ci l'a invitée à reprendre ses habitudes alcooliques [4] ; un homme rêve la nuit qu'il est un voleur et, au réveil, il s'empare de choses qui lui sont des plus inutiles ; quand on l'arrête, il prétend ne pas savoir ce qu'on lui veut [5]. Les exemples abondent et l'on n'a que l'embarras du choix.

Or, « l'agent qui fait, défait ». Dès lors un trouble mental causé par un rêve déterminé ne pourra-t-il pas être supprimé par un nouveau rêve antagoniste du premier ? Cela, certes, l'hypnotisme est très capable de le faire. — Mais nous nous occupons précisément ici de malades qu'il a été impossible d'hypnotiser ! Eh bien, alors, est-il donc si difficile d'influencer par suggestion une personne naturellement endormie ?

Lorsqu'une personne dort du sommeil naturel, son ouïe n'est pas nécessairement indifférente à tout bruit extérieur ; certains comprennent et gardent dans leur souvenir les conversations que l'on a tenues sans défiance auprès d'eux pendant qu'ils dormaient ; et M. Bernheim a eu bien raison d'écrire : « Ne dites jamais de secret devant une personne endormie, si elle ne doit pas l'entendre. Elle peut l'entendre et l'enregistrer. Défiez-vous des gens qui dorment [6]. » En outre, on a

(1) CHASLIN, *Du rôle des rêves dans les délires*, Thèse de Paris, 1887.
(2) TAINE, *De l'intelligence*, Paris, Hachette, 1883. T. I, p. 119.
(3) Pierre JANET, *Rev. de l'Hypnot.*, IX, 353.
(4) KNORY (d'Odessa), *id.*, 337.
(5) FAURE, *loc. citat.*, 563.
(6) BERNHEIM, *Rev. de l'Hypnot.*, V, 170. M. Bernheim fait surtout allusion à ce

remarqué que l'on pouvait modifier un rêve par quelques mots adressés au dormeur et même créer expérimentalement chez ce dernier des obsessions, des idées fausses, des souvenirs illusoires, des faux témoignages, etc. (¹). Ce sujet vit alors son rêve, il accepte sans contrôle et prend pour des réalités les images qui ont occupé sa conscience en dehors de la veille normale ; comme le dit M. Renouvier, « il ajoute des jugements de réalité aux séries de l'imagination et de la mémoire (²) ». Dès lors, ce que l'on a pu réaliser ou constater soit par hasard, soit par amusement, soit dans un but purement expérimental, pourquoi ne le rechercherait-on pas d'une manière systématique ? Pourquoi, par exemple, ne s'appliquerait-on pas à utiliser dans un but directement thérapeutique cette persistance possible de la conscience du sommeil au-delà même de la période du sommeil physiologique? Sans doute, on devra prendre garde à certaines difficultés pratiques ; il faudra avoir recours à une technique spéciale, peut-être très délicate ; mais en principe, il semble tout à fait légitime de penser que les conceptions délirantes des aliénés sont justiciables de la suggestion pendant le sommeil naturel.

D'ailleurs, avant d'exposer le détail de l'intervention elle-même, je vais prendre soin de préciser le côté proprement psychologique de la question.

IV

La conscience (³) peut, à ce qu'il semble, être considérée par métaphore comme une sorte de « champ » dont « l'aire »,

qui se passe pendant le sommeil provoqué, mais cela est vrai aussi du sommeil naturel, quoique à un moindre degré.

(1) TISSIÉ. *Les Rêves*, thèse de Bordeaux, 1890.

(2) RENOUVIER, 2ᵉ Ess., 2ᵉ éd., II, 27.

(3) Ai-je besoin de spécifier qu'il ne s'agit pas de cette conscience, dite morale, laquelle serait à la fois le conseiller, le guide, le témoin et le juge de toutes nos actions, sous le point de vue du bien et du mal? La conscience, dite psychologique, dont il s'agit ici est celle que nos voisins d'Outre-Manche et d'Outre-Rhin appellent *Consciousness* (et non CONSCIENCE), *Bewusstsein* (et non GEWISSEN). Elle comprend

ainsi que disent les Anglais, est, à un moment donné, occupée par telles ou telles représentations ou images. Toutes les diverses représentations qui se rapportent à nos séries successives d'états de conscience ne possèdent pas un égal degré de clarté, d'intensité et surtout d'actualité. Les unes, après avoir été conscientes, tombent dans l'oubli, au moins relatif ; les autres, susceptibles d'être facilement remémorées, demeurent cependant loin de la conscience présente ; d'autres s'approchent de ce que, par métaphore encore, on appelle le « seuil » de la conscience, mais ne le franchissent pas ; d'autres franchissent ce seuil, abordent le champ de la conscience, mais n'en occupent, pour ainsi dire, que le pourtour ; d'autres encore parviennent jusqu'au centre même de ce » champ », s'ajoutent aux représentations déjà en possesion du premier plan, à moins qu'elles n'éclipsent ces dernières ou ne se laissent éclipser par elles ; quelques-unes, particulièrement intenses et vivaces, parviennent à déloger ou à entraver toutes les autres, à accaparer pour elles seules toute l'énergie psychique, à se constituer enfin comme exclusives. Chaque état de conscience se ramène donc à une sorte de complexus formé du groupe systématisé des représentations qui, à un moment donné, nombreuses ou non, sont parvenues à occuper soit la pénombre, soit la pleine lumière de la conscience. A vrai dire, toute la vie psychologique s'explique par ce jeu des diverses représentations qui « luttent pour la vie », rivalisent entre elles et s'évoquent, s'appellent, s'exaltent, s'atténuent ou se remplacent. Dès lors, la volonté est, semble-t-il, toute mentale ; elle n'agit que sur des représentations ; l'être véritablement libre est celui qui peut, à son gré, susciter et maintenir les unes, éloigner et repousser les autres (').

tous les phénomènes qui, à un moment donné, constituent notre individu psychi que et dont nous prenons connaissance par intuition directe, par aperception immédiate.

(1) Cette théorie est, dans ses grandes lignes, celle qu'a si nettement exposée M. Renouvier. Cf. 2ᵉ *Ess.*, 2ᵉ éd., 1, 326-408 ; II, 1-54. — A ce propos, il n'est pas mauvais de rappeler (pour ceux qui paraissent l'avoir oublié et de dire pour ceux qui ne l'ont jamais su) que, dès 1859, à une époque où l'on ne soupçonnait pour

A l'état normal, nous possédons ce pouvoir que les Grecs déjà, et en particulier Epicure, appelaient χρῆσις φαντασιῶν c'est-à-dire l'usage de nos représentations, la libre direction de nos pensées (1). Chez les personnes affectées de maladie mentale, que devient cette maîtrise de soi ? Pour nous en rendre compte, comparons l'attentif avec, par exemple, l'obsédé ou le distrait.

Qu'un individu soit fortement attentif ou qu'il soit obsédé, l'état psychologique est le même dans les deux cas. Dans les deux cas, en effet, une représentation unique (ou un groupe unique et bien systématisé de représentations) a envahi complètement le champ de la conscience à l'exclusion de toutes les autres représentations antagonistes ou simplement indifférentes, souvent même à l'exclusion aussi de certaines sensations d'origine véritablement objective ; l'unité (au moins relative) remplace la multiplicité, l'intensité succède à « l'extensité », c'est-à-dire à l'étendue ; l'énergie psychique moins dispersée se concentre sur un objet restreint.

ainsi dire pas tous les merveilleux effets que l'on devait obtenir, par la suite, grâce à l'hypnotisme, M. Ch. Renouvier a, par avance, donné de tous ces faits une interprétation purement psychologique, la plus simple, la plus complète, la plus cohérente et, à mon sens, la seule véritablement explicative. Ces profondes et minutieuses analyses psychologiques nous changent un peu de toutes ces théories qui, usurpant la qualification de scientifiques, ne sont trop souvent que de fragiles constructions de métaphysique fantaisiste. — Cf. en particulier tout ce qui concerne le « vertige mental ». (2ᵉ *Ess.*, 2ᵉ éd., II, 8-41.) Peut-être, dans un prochain travail, aurai-je l'occasion de revenir sur ce point.

(1) Epicure, ce grand calomnié de l'histoire, prétendait que le sage, pleinement maître de ses représentations, peut, au milieu des plus cuisantes douleurs, chasser loin de son esprit la pensée de la souffrance actuelle et même supprimer la sensation présente, tandis qu'il suscite l'image intense de jouissances passées, et qu'il concentre sur elle toute l'énergie de son attention. C'est ainsi que le sage, même torturé, même enfermé dans le taureau de Phalaris se déclare parfaitement heureux ! — Cf.: *Si uratur sapiens, si crucietur..., in Phalaridis tauro si erit, dicet :* « *Quam suave est, quam hoc non curo!* » (Tusc. disp. II, 7, 17.) « *Dulce est et od me nihil pertinet.* » (Sénèque, Epistol., 66, 18.) *Ille dixerit sane idem in Phalaridis tauro, quod, si esset in lectulo.* » (Tusc. disp., II, 7, 17.) Quant aux images pénibles, voici comment il convient de les traiter : *obscurare, restinguere, obruere, funditus ejicere, evertere, detrahere, diripere, ex animis pellere, circumcidere et amputare, etc.* — On voit par là combien déjà étaient exactes les analyses psychologiques du grand philosophe que fut Epicure. En tous cas, il a devancé tout ce qu'on a pu écrire sur l'anesthésie provoquée par ce que nous appelons aujourd'hui l'*autosuggestion.*

Mais, quand nous sommes attentifs, c'est de notre plein gré que nous avons fait choix de telle représentation et que nous l'avons suscitée, maintenue, exaltée dans notre conscience ; c'est volontairement aussi que, par contre, nous avons atténué, écarté puis rejeté tout ce qui était un obstacle à la représentation que nous avions décidé de rendre exclusive ; c'est encore en vertu d'une décision volontaire que nous pouvons faire cesser notre attention ou la faire porter sur un autre objet. Cette attention est, si l'on veut, une obsession, mais passagère et délibérément consentie.

Il n'en est plus de même chez l'obsédé. Celui-ci, en effet, est un malade incapable de faire aucun choix ; il ne peut à son gré ni susciter, ni éloigner des images quelconques ; une représentation qui n'a pas été librement appelée s'installe dans la conscience ; elle s'hypertrophie, pour ainsi parler, au détriment des autres, puis devient exclusive et tyrannique ; elle se maintient en dépit du sujet, lequel la subit et ne saurait s'en affranchir pour lui en substituer une autre. L'obsession est donc, cette fois, involontaire, pathologique et permanente.

Quant à celui dont l'attention est pathologiquement mobile et distraite, il nous apparait lui aussi comme un esclave, mais il est esclave, lui, de la dispersion et de la multiplicité plus ou moins incohérente des images qui se succèdent sans trêve ; on pourrait lui appliquer le πάντα ῥεῖ du vieil Héraclite, car tout passe et tout s'écoule sans que rien de saillant affecte une telle vie psychique.

Ainsi, tous deux ont perdu la pleine possession d'eux-mêmes, l'empire sur leurs représentations, le libre usage de leurs pensées ; et c'est cela même que la thérapeutique psychique doit s'efforcer de restaurer en eux. Mais, au préalable, il convient de s'attaquer aux symptômes morbides : chez l'obsédé on suscitera des « états forts », des images vivaces, intenses, exclusives, capables de « réduire » l'obsession pathologique ; on substituera donc à cette dernière une obsession artificielle et salutaire ; — chez le distrait, de même, on fera que telle représentation utile devienne prépondérante, et qu'ainsi s'installe peu à peu une attention de plus en plus capable de se fixer et de se concentrer. Dans les deux cas, le médecin psychologue éveillera chez le malade des représentations que ce dernier aurait été incapable de faire naître spontanément; il lui imposera cette direction psychique qui est si nécessaire, ainsi que l'a très bien montré M. Pierre Janet. Ensuite seulement, on s'occupera de la rééducation mentale, proprement dite, de manière que le sujet en arrive à prendre l'initiative de susciter librement et à bon escient ces mêmes représentations que jusqu'alors on lui avait imposées du dehors.

Pour cette restauration mentale, l'hypnotisme (ou le sommeil provoqué, comme on voudra : je ne tiens pas à chicaner ici sur les mots), offre d'ordinaire des ressources inépuisables. D'une manière générale, en effet, le malade que l'on endort se trouve dans des conditions psychologiques excellentes : il se sait malade et il a nettement l'idée des services qu'on va lui rendre pendant son sommeil ; son siège est fait, et, non seulement il admet de bon cœur l'intervention de l'hypnotiseur, mais il la désire ardemment ; plein de confiance et d'espoir il s'abandonne à son guérisseur et lui offre une sorte de réceptacle tout prêt à recueillir « la bonne parole ». Aussi, lorsque l'hypnotiseur n'est pas un ignare en psychologie, les suggestions facilement faites et facilement acceptées se réalisent elles le plus facilement du monde. Or, cette hypnotisation devient particulièrement difficile quand on se trouve en présence d'un aliéné ; on l'a montré plus haut. Mais si, chez cet aliéné, l'hypnotisation échoue radicalement ? Dans ce cas encore, j'estime que l'on peut néanmoins appliquer efficacement une certaine forme du traitement psychothérapique, grâce à la suggestion, pendant le sommeil naturel.

Après avoir développé ces préliminaires et défini le but qu'il convient de rechercher, je dois maintenant exposer quelle est la technique qui me paraît la plus simple, la plus rapide et la plus féconde.

CHAPITRE DEUXIÈME

Technique de l'Intervention

I

Le but que je me propose est donc de montrer comment, chez un aliéné réfractaire à l'hypnotisme, il est possible de faire des suggestions efficaces pendant que ce malade dort du sommeil naturel. Toutefois, quelques écueils menacent de nous barrer la route.

En effet, supposons tout d'abord que notre sujet dort profondément sans rêver à quoi que ce soit; sa conscience alors sera, pour ainsi dire, inerte et vide : aucune représentation antagoniste ne viendra, semble-t-il, se mettre à la traverse de notre suggestion. Or, en fait, si je m'exprime à voix basse, je ne parviendrai peut-être pas à me faire entendre de mon malade et à le faire sortir de sa torpeur momentanée : je dépenserai donc en pure perte et mon temps et ma peine ; si, au contraire, je parle haut, le dormeur ne restera pas indifférent à ma voix, mais, brusquement impressionné, il risquera fort de s'éveiller tout à fait, d'autant plus qu'en général le

**

sommeil des aliénés n'est pas très profond. Ce réveil inopiné sera doublement regrettable : d'abord, ce sera peut-être en vain que notre malade essaiera de s'endormir à nouveau ; ensuite, notre présence l'avertira du piège thérapeutique que nous lui tendons ; parfois, il s'emportera contre nous, dès qu'il s'apercevra que nous méditons d'instituer à son insu un traitement contre lequel, d'ordinaire, il se sera déjà insurgé pendant l'état de veille.

Admettons cependant que nous avons pu éviter ce réveil malencontreux. Que va-t-il se passer si, d'autre part, le sujet dont il s'agit est en train de rêver? Dans ce cas, sa conscience se trouve accaparée toute par des représentations, délirantes ou non, qui se succèdent ou s'enchevêtrent ; intenses et exclusives, à ce qu'il semble, elles ne se laisseront pas aisément déloger ; aussi faudra-t-il s'en rendre maître avant même de songer à agir sur l'état mental lui-même.

Donc, nous devrons, au préalable, nous préoccuper, non seulement de nous faire entendre du malade sans l'avoir éveillé, mais encore de créer en lui, en éloignant les images du rêve, un certain état de docilité et de réceptivité, sorte de terrain fécond où germera la suggestion curative.

Comment peut-on réaliser ce stade préparatoire? C'est ce que je vais exposer brièvement ; du moins, voici la pratique dont je me suis bien trouvé.

II

A la date convenue, je me rends le soir auprès du malade, une demi-heure ou une heure après qu'il s'est tout à fait endormi. Je m'approche de son oreille(1) et je commence à articuler les syllabes *dor—mez*....., *dor—mez*....., suivant un

---

(1) Que l'on évite toutefois de trop s'approcher de l'oreille : l'air expiré à chaque émission de voix pourrait provoquer, sur le pavillon ou sur la joue, une sorte de chatouillement et d'agacement qui seraient une nouvelle cause de réveil possible.

rythme lent et monotone, d'une voix qui, d'abord très basse et même presque imperceptible, s'élève peu à peu suivant des degrés pour ainsi dire insensibles : ainsi le son parvient, sans soubresaut et sans heurt, à atteindre le « seuil » de la conscience. Suivant une progression régulière, je continue à accroître l'intensité de ma voix qui patiemment répète *dor—mez*....., *dor—mez*..... ; la sensation auditive, d'abord vague, à peine existante, s'installe ainsi peu à peu, puis devient de plus en plus nette, passe de la pénombre à la pleine lumière, jusqu'à ce qu'enfin elle atteigne la vivacité des représentations purement imaginatives du rêve. Or, l'excitation sensorielle extérieure produite par le *dor—mez*....., *dor—mez*....., n'a cessé d'être maintenue et régulièrement accrue ; la sensation persiste donc comme un « état fort » et, de plus en plus vivace, elle ne tarde pas à devenir prépondérante ; elle « réduit » donc peu à peu les autres états qui auparavant occupaient toute « l'aire » de la conscience ; ceux-ci deviennent alors de plus en plus faibles, s'atténuent, se « dégradent », jusqu'à ce qu'ils tombent sous le seuil de la conscience et soient ainsi tout à fait écartés. A ce moment, il ne subsiste plus guère chez notre sujet que la seule sensation auditive causée par le *dor—mez*....., *dor—mez*.....; tous les autres états antagonistes ont disparu devant ce seul état réducteur des précédents.

Ce n'est pas tout. On sait que la conscience ne peut rester longtemps identique à elle-même ; elle comporte véritablement, à certains égards, « la perception d'une différence » ; aussi ne tarde-t-elle pas à se voiler et à s'obscurcir dès que son contenu cesse d'être successif et nettement différencié. Or, je persiste à répéter le *dor—mez*....., *dor—mez*....., avec une intensité non plus progressivement croissante, mais, cette fois, maintenue à dessein uniforme et constante. Dès lors, la qualité et la quantité du phénomène conscient ne variant plus, cette sensation auditive simple, homogène, tout à l'heure pleinement consciente, va devenir de moins en moins consciente, puis subconsciente, c'est-à-dire pratiquement inconsciente. A ce moment, la vie psychique est, pour ainsi dire, vide de tout contenu ; elle réalise cet état de réceptivité et de malléabilité dont nous avons besoin ; le sujet pourra donc être influencé comme s'il était plongé dans le sommeil hypnotique ; cette sorte « d'anidéisme » artificiel permettra de réaliser par suggestion le « monoidéisme » ou, pour être plus exact, un « oligoidéisme » nettement circonscrit.

Mais est-on jamais sûr d'avoir obtenu un pareil état? A quel caractère peut-on le reconnaitre ?

Afin d'articuler, suivant un rythme isochrone, les deux syllabes *dor — mez.....*, je m'applique à les rendre *synchrones* aux mouvements respiratoires du sujet ; en d'autres termes, chaque syllabe *dor...* est énoncée pendant chaque inspiration, chaque syllabe *mez...* pendant chaque expiration. Or, j'ai remarqué que si, au bout d'un temps certes variable, je modifiais légèrement le rythme de mes paroles, le rythme respiratoire du malade était modifié de même, accéléré ou retardé, suivant que mon rythme vocal était lui-même accéléré ou retardé.

Lorsqu'ainsi j'ai pu agir indirectement et comme à volonté sur les mouvements respiratoires du sujet, j'estime qu'il se trouve « à point » et que le moment est propice pour la suggestion ; la période préparatoire est terminée, la phase véritablement active commence.

III

Les suggestions curatives, on le conçoit, varieront avec les individus. On aura donc étudié, au préalable, la psychologie du malade ; on aura analysé avec soin son état mental ; après cela seulement on pourra faire les suggestions spéciales appropriées à chaque cas particulier. Quant à ces dernières, tout psychothérapeute qui sait son métier ne sera guère embarrassé pour déterminer exactement leur contenu. Ce n'est pas là que

réside la difficulté, aussi je passe rapidement sur ce point. Je
tiens cependant à insister sur l'utilité des suggestions *générales*
faites concurremment avec les suggestions *spéciales*, et même
souvent avant ces dernières : le sujet, en effet, sera d'autant plus
influencé par la thérapeutique psychique, que nous aurons
mieux su redresser ses sentiments affectifs, stimuler son
désir d'être, à l'égard de son entourage, agréable, utile et
obéissant, régler son emploi du temps dans les moindres
détails, faire naître en lui la confiance en une guérison entre-
vue d'abord comme possible, puis comme probable et enfin
comme certaine. Voilà pour ce qui concerne la « qualité » ;
mais le point de vue « quantitatif » n'importe pas moins.
Combien, par exemple, faudra-t-il faire de suggestions spéciales dans une même séance ? La « dose » devra-t-elle être
massive dès le début ou, au contraire, d'abord réfractée, puis
progressivement croissante ? Sur ce point je n'ai qu'à citer
textuellement M. Aug. Voisin (¹) : « Il faut procéder lentement,
n'agir d'abord que sur une conception délirante, sur une hal-
lucination, puis sur d'autres. Il ne faut pas faire trop de suggestions pendant une même séance, sans quoi l'on détermine
un malaise évident qui se traduit par des crispations de la
face et on n'obtient pas au réveil l'exécution précise des
injonctions. »

Si, ayant parlé du *contenu* des suggestions, je passe à leur
forme, je répéterai encore avec M. Aug. Voisin qu'elles doivent
toujours être exprimées avec netteté, conviction et autorité.
Mais j'entre davantage dans le détail : il est très avantageux
que, au moins au début, chacune des syllabes de chaque mot
soit nettement distincte des autres et soit articulée suivant le
rythme des mouvements respiratoires ; grâce à cet artifice, j'ai
pu, je pense, intervenir plus efficacement et utiliser dans un

---

(1) *Rev. de l'Hypnot.*, I, 49. Toutes les recommandations que M. Aug. Voisin a
formulées à propos de la suggestion pendant le sommeil hypnotique s'appliquent
exactement et bien plus nécessairement encore à la suggestion pendant le sommeil naturel.

but thérapeutique la notion du *temps de présence psychique* (¹). Je m'explique.

Lorsque, par exemple, nous assistons à une conversation tenue dans une langue étrangère que nous lisons et écrivons, mais que nous n'avons pas l'habitude de parler, il nous semble que nos interlocuteurs articulent trop vite et nous ne comprenons pas nettement tout ce qu'ils nous disent; cela signifie que la vitesse de leur élocution n'est pas adéquate à notre pouvoir d'attention et de synthèse mentale, au moins pour cet objet déterminé; si ces mêmes paroles avaient été énoncées moins vite, nous en aurions probablement saisi le sens. De même si, pour parler à notre aliéné endormi, nous conservons le rythme ordinaire de la conversation, nous risquerons de ne pas être compris de lui, car nous aurons trop présumé de sa puissance de synthèse mentale et réalisé un « temps inadéquat ». Parlons donc très lentement à ce malade : il aura ainsi le temps de prendre connaissance de chaque syllabe, de chaque mot, de chaque phrase; nos paroles ne glisseront pas sur lui comme sur une surface lisse; elles se graveront, au

(1) D'après M. William STERN, on a grand tort de considérer la simultanéité comme fondement de l'unité de conscience. Par exemple, quand je prononce un mot de trois syllabes, celles-ci ne sont pas simultanées dans la conscience et cependant l'on ne peut pas dire qu'elles soient données à trois moments divers ; de même, les notes d'une mélodie sont successives et, malgré cela, elles sont perçues comme un tout ; il peut donc y avoir liaison indissoluble de parties non simultanées, autrement dit, l'unité synthétique de l'acte de conscience n'exclut pas la non simultanéité. Ainsi, le temps tel que le conçoit l'abstraction logique n'est pas celui qu'exige l'aperception immédiate ; ce dernier n'est ni le point mathématique, ni le point mouvant, ni la limite entre le passé et l'avenir ; — *« le présent réellement perçu* n'est pas un tranchant de couteau, mais un dos de selle d'une certaine largeur »* (James); — il implique une *étendue dans le temps* ; il comprend l'ensemble des déterminations de temps et d'espace qui sont susceptibles de perception directe, et c'est cela qu'on appelle le « temps de présence psychique ». (*Zeitschrift für Psychologie und Physiologie der Sinnesorgane*, t. XIII, fév. 1897.) Voyez, pour de plus amples détails, le compte rendu analytique qu'en a publié M. Pierre Janet dans la *Revue neurologique* (1898, n° 1, p. 10). — Voyez aussi, à ce sujet, l'étude si intéressante que M. Ch. RICHET vient de publier dans la *Revue philosophique* (Avril 1898, pp. 337-351.) Dans cet article, M. Richet définit ce qu'il appelle la *période réfractaire*, c'est-à-dire le temps pendant lequel le système nerveux, qui vient d'être excité, demeure inexcitable; il y démontre également qu'il y a, quant au temps, une *unité psychologique élémentaire*.

contraire, et laisseront une trace durable. Et puis, malgré cette recommandation, le suggestionneur peut bien se laisser entraîner et en arriver à parler beaucoup plus vite qu'il ne convient : il sera défendu et garanti contre lui-même, s'il veut bien s'astreindre à cette règle du synchronisme dont il a été question plus haut.

Soit, dira-t-on, les diverses syllabes deviendront conscientes pour le sujet en tant qu'unités distinctes et successives ; mais, une phrase ainsi fragmentée demandera, pour être complètement énoncée, un temps assez long, et qui sait si notre sujet sera capable de synthétiser dans son esprit tous ces mots éparpillés et d'en appréhender le sens? Tout à l'heure, nous risquions de ne pas atteindre le « temps adéquat », n'allons-nous pas, cette fois, le dépasser? — Pour obvier à cet écueil, nos suggestions devront être énoncées en phrases brèves, concises, martelées, réduites au strict minimum, affranchies de toute digression, longueur ou superfétation.

Il y a plus. Le temps de présence psychique est fonction de trois facteurs : 1° et 2° la qualité et la quantité du contenu de la conscience, 3° l'intensité de l'énergie psychique du sujet. Les deux premiers sont ici, grâce à la suggestion, presque totalement sous notre dépendance ; le troisième est ce qu'il est, suivant les individus ; c'est sur lui que nous allons nous efforcer d'agir, afin de le modifier utilement.

Notre sujet se trouvant dans l'état décrit plus haut, n'est distrait par aucune représentation hostile ; dès lors, dans le but de comprendre le sens de nos paroles, il reste en suspens, il attend la dernière syllabe de nos mots ou les derniers mots de nos phrases. Or, cette *attente* est une forme de l'*attention*. En outre, grâce au synchronisme, sur lequel j'insiste tant, chaque syllabe succède à une autre après que s'est écoulée une durée sensiblement isochrone ; par conséquent cette attente est régulière, uniforme ; répétée avec insistance, elle crée l'accoutumance et constitue pour l'attention du sujet un entraînement des plus efficace... Ne nous arrêtons pas en chemin : après avoir habitué notre malade à entendre une syllabe à chaque mouvement respiratoire, nous l'amènerons à on entendre deux à la fois, puis, s'il se peut, trois... Nous en arriverons ainsi peu à peu à lui parler suivant le rythme de la conversation ordinaire. Donc, grâce à cette gymnastique minutieuse, nous aurons réveillé, stimulé, développé et dirigé son attention; il sera devenu capable de saisir un plus grand nombre de choses dans le même temps ou le même nombre de choses dans un temps moindre; son « temps de présence psychique » et, par conséquent, sa puissance de synthèse mentale auront été ramenés dans les limites de la moyenne normale.

IV

Signalons maintenant quelques autres détails qui ont leur importance.

Il m'est arrivé, au cours de mes suggestions, de constater que mon sujet faisait mine de s'éveiller, parfois même je l'ai vu s'éveiller réellement, d'une manière inattendue. Si l'on n'est pas prévenu de cette possibilité ou si l'on est trop exclusivement préoccupé de l'énonciation des suggestions, le malade risquera d'entendre à son réveil la dernière syllabe d'un mot que l'on aura commencé pendant qu'il dormait encore; il en sera alors étonné, troublé, déconcerté. Est-ce avec son consentement préalable que nous opérons sur lui? Le réveil n'aura pas, il est vrai, de conséquences bien fâcheuses; la séance, cependant, deviendra pour ce jour-là inutile, car le malade ne sera pas souvent disposé à se rendormir aussitôt; mais, si nous opérons à son insu et même malgré lui, notre présence à cette heure insolite lui sera du même coup révélée et il importe d'éviter ce contre-temps. Donc, de toute manière, tenons-nous prêts aux éventualités, soyons circonspects et sachons nous taire au moment opportun.

En outre, pendant qu'on lui parle, le malade paraît bien ne pas être tout à fait indifférent; il ne réalise pas complètement cette pure réceptivité que l'on imagine abstraitement pour la commodité des explications. Certaines suggestions qui heurtent sa mentalité morbide lui sont, à ce qu'il semble, particulièrement pénibles ; on dirait qu'il s'efforce de leur résister ou bien qu'il les subit à contre-cœur et qu'il en souffre : en effet, sa respiration peut, à un certain moment et suivant les cas, devenir sonore, stertoreuse, précipitée ; parfois même il esquisse un mouvement de défense. Prenons garde alors de trop insister, car de nouveau nous pourrions courir le risque de l'éveiller ; accordons-lui quelques minutes de répit et, quand il aura recouvré le calme, nous reviendrons à la charge : avec des ménagements, de la discrétion et une persévérance inlassable, nous l'amènerons peu à peu à accepter docilement telles ou telles représentations qui, dès l'abord, lui répugnaient.

Et puis, lorsque je juge qu'il est opportun de terminer la séance, j'ai soin, avant de quitter mon malade, de lui rappeler en détail l'emploi du temps auquel il devra se conformer pendant les jours suivants ; je lui défends de s'éveiller avant telle heure déterminée ; de plus, je lui ordonne de dormir toute la nuit d'un sommeil calme et, pendant toute la durée de son sommeil, de rêver uniquement à tout ce que je lui ai prescrit. Occupant ainsi sa conscience pendant toute la nuit, mes suggestions deviennent vivaces et se réalisent bien plus surement.

V

Combien de temps doit durer une séance? On ne peut sur ce point formuler aucune règle précise, car les conditions de l'intervention varient d'un sujet à l'autre. L'appréciation de cette durée sera donc laissée à l'initiative du médecin ; et celui-ci devra agir différemment, suivant que lui-même sera ou ne sera pas fatigué, que le malade demeurera placide ou paraitra énervé, que les suggestions précédentes auront bien ou médiocrement réussi, qu'on sera au début ou à la fin du traitement. Toutefois, je puis bien dire qu'une séance comme je la conçois, avec l'observance de toutes les recommandations ci-dessus énoncées et les inévitables périodes de repos, ne peut guère comporter moins d'une demi-heure.

Faut-il espacer les séances ou les faire à intervalles très rapprochés? Cela encore dépend des cas. Toutefois, comme il est urgent d'exercer sans tarder une action efficace, il ne me paraît pas exagéré d'intervenir quotidiennement, au moins dès le début. Dans la suite, on espacera plus ou moins les séances, suivant la gravité ou la complexité de la maladie, suivant aussi le degré de l'amélioration obtenue.

Enfin, quelle doit être, en général, la durée de ce traitement? Ne nous le dissimulons pas, elle sera longue. En principe, les séances devront être maintenues non seulement jusqu'à la guérison, mais encore bien au-delà, car il faudra se prémunir contre les rechutes, et il est d'observation courante qu'un traitement trop tôt interrompu ne donne guère qu'une amélioration passagère. A ce propos (bien que dans ce travail je m'applique uniquement à exposer un mode général d'intervention), je tiens à citer comme un exemple très instructif le cas suivant où le traitement que j'avais entrepris a dû être prématurément délaissé.

Pendant le mois d'août dernier, je me trouvais en province et j'eus à m'occuper amicalement d'une jeune dame dont je connaissais depuis longtemps la famille (¹). Après avoir étudié avec soin cette malade, je résolus de la soumettre à la thérapeutique psychique, et je me mis en devoir de provoquer chez elle le sommeil hypnotique; mais j'eus beau, pendant près de deux heures, user de tous les artifices d'une savante diplomatie : quoique peu capable de fixer son attention sur un objet déterminé, cette jeune dame me résistait avec une obstination farouche. J'aurais pu, ainsi que le conseille M. Aug.

_____

(1) Cette dame présentait une complexité morbide dont s'inquiétait à bon droit son entourage : excitation maniaque, perversion de l'amour maternel, délire mystique, hallucinations religieuses, obsessions, idées fixes, crises de désespoir lamentations, verbigération, etc., etc.

Voisin, revenir à la charge de nombreuses fois et peut-être, à la fin, lasse de la lutte, aurait-elle cédé ; mais ce que l'on peut faire à l'hôpital est parfois difficile dans la pratique privée ; d'ailleurs, je risquais fort de ne pas réussir et, pendant tous ces essais infructueux, l'état mental eût menacé de s'aggraver. Or, désireux de ne pas perdre de temps, je préférai tenter immédiatement la suggestion pendant le sommeil naturel. Cette intervention, acceptée par la famille, fut commencée le soir même.

Durant quinze jours, je fis une séance chaque soir ; puis j'ai dû m'absenter pendant douze jours ; enfin, à mon retour, j'ai fait encore une douzaine de séances pendant une nouvelle période de quinze jours. Au bout de ce temps, l'état de la malade était devenu tel que son entourage la croyait véritablement sur le chemin d'une guérison définitive ; en effet, on pouvait souvent entretenir avec elle une conversation suivie ; elle montrait du bon sens dans ses réparties ; elle était redevenue docile, soumise, prévenante, normalement affectueuse ; elle recouvrait l'équilibre mental et la possession d'elle-même ; parents et amis ne pouvaient manquer de constater ce succès manifeste.

Et il n'y a pas eu là une amélioration fortuite, indépendante du traitement psychothérapique. C'est bien à ma suggestion, pratiquée pendant le sommeil naturel, qu'il convient de rapporter de tels résultats, comme on rapporte un effet à sa cause. D'ailleurs, voici les fondements de ma conviction: 1° en faisant varier le rythme de mes paroles, j'ai pu, de très nombreuses fois, accélérer ou retarder le rythme respiratoire de cette malade ; 2° lorsque je lui faisais des défenses ou des recommandations qui devaient, apparemment, lui être pénibles, sa respiration devenait anxieuse et haletante ; 3° lorsque, dans la même séance, j'interposais, entre deux suggestions pénibles, une période de repos, la respiration redevenait promptement tout à fait calme.

Il est donc clair que cette dame a été, d'une certaine manière, influencée par ma présence et par mes paroles. Il y a plus. Cette influence a eu une portée directement thérapeutique, ainsi que le prouvent les considérations suivantes :

1° Lors de ma première intervention, je n'avais pas, comme bien on pense, entrepris de modifier d'emblée l'état mental de ma malade, car des suggestions trop nombreuses se nuisent et il convient de sérier les difficultés. A chaque séance, je renouvelais les suggestions antérieurement faites et auxquelles le sujet était déjà quelque peu habitué, puis j'en ajoutais de nouvelles, de façon à réaliser chaque fois un progrès nouveau. Or, une amélioration s'est manifestée quelques jours après ma première intervention ; elle s'est accentuée de plus en plus, en suivant exactement l'ordre que je m'étais imposé dans ma lutte contre les divers éléments morbides ; les suggestions les plus récentes ne se sont réalisées qu'en dernier lieu.

2° Je traitais cette malade depuis quinze jours lorsque j'ai dû faire un voyage. Après mon départ, l'amélioration est demeurée stationnaire pendant quelques jours, puis s'est mise à rétrocéder peu à peu. Cette rechute progressive parait donc bien avoir été « fonction » de ma non-intervention.

3° De retour au bout de douze jours, je reprends les séances presque chaque soir : le terrain qui avait été perdu pendant mon absence est vite regagné et le mieux s'accentue à grands pas. Comme disaient les scolastiques : *iterum allata causa, iterum affertur effectus*. La mère de notre malade, interrogée à cette époque sur l'état de sa fille, se montre enchantée et fait cette réponse que je reproduis textuellement : « On dirait qu'elle n'a jamais rien eu ! »

4° Mais nous étions à la fin des vacances ; il me fallut abandonner cette malade et rentrer à Paris. Je dois à la vérité de dire que la guérison ne s'est pas maintenue ; les bons effets précédemment obtenus se sont mis à rétrocéder comme lors de ma première absence ; éloigné de cette malade, je n'ai pas pu cette fois m'opposer au retour offensif de la maladie. Toutefois, cette rechute n'a rien qui doive étonner : *sublata causa, tollitur effectus*.

Cet exemple me parait comporter un double enseignement :

par son côté positif, il permet de présumer que si j'avais pu continuer mon intervention, j'aurais maintenu, fixé et accru les bons résultats signalés plus haut ; par son côté négatif, il montre que les meilleurs effets ne peuvent être définitifs que s'ils jouissent de la consécration du temps. Je dirai donc et aux psychothérapeutes et aux familles : ne vous découragez pas trop tôt ; soyez persévérants et tenaces ; accordez un long crédit au traitement psychique, car la tâche est rude : c'est en effet une véritable rééducation mentale qu'il faut opérer, laquelle comporte une reconstruction patiente, consécutive à une dissociation minutieuse et souvent malaisée. Mais, que de fois on sera amplement récompensé de ses efforts !

Il me reste à examiner quelques critiques qu'on ne saurait manquer d'opposer à l'intervention que je préconise.

CHAPITRE TROISIÈME

Objections et Réponses

Indications de ce Procédé

I

La psychothérapie (qu'elle ait recours à la suggestion directe ou à la suggestion indirecte, pendant l'état de veille ou pendant le sommeil provoqué) rencontre encore aujourd'hui de nombreux détracteurs, principalement parmi les médecins. En effet, disent quelques-uns, prétendre que l'on puisse guérir avec de simples paroles, n'est-ce pas le comble de l'aberration? — Mais, leur objecte-t-on, le traitement moral a réalisé des merveilles!... Ils les ignorent de parti-pris ou les nient délibérément. — Toutefois, à une maladie psychique, c'est bien, semble-t-il, un traitement psychique qui convient?... Il n'y a pas, répondent-ils, de maladie psychique: tout est organique, tout est somatique. Aussi les voit-on, par exemple dans des cas de troubles nerveux ou mentaux, prescrire les potions ou les pilules les plus compliquées et les plus variées;

quand un médicament a échoué, ils en ordonnent un second, puis un troisième, et ainsi de suite, jusqu'à ce qu'ils aient épuisé toute la série de ces prétendus remèdes dont la routine a consacré l'usage, en même temps que l'inefficacité. Il est vrai qu'ainsi l'on s'expose à délabrer quelque peu les estomacs ; mais on gagne du temps, les semaines se passent et parfois la maladie se passe, elle aussi, à la longue..., à moins qu'elle ne persiste. Alors, lassé de cette lutte stérile, le médecin est bien obligé, un beau jour, de confesser piteusement au malade découragé l'impuissance de la thérapeutique médicamenteuse. Que de fois même n'a-t-il pas laissé échapper ces paroles à la fois stupéfiantes et démoralisantes : « Je ne reviendrai plus ; *il n'y a rien à faire* pour votre cas ! » Pensez-vous que cette expérience l'a instruit ? Le cas échéant, il recommencera avec le même succès la même administration des mêmes drogues coutumières.

Avouons qu'en effet bon nombre de médecins de la génération actuelle manifestent à l'égard du traitement une insouciance ou une incrédulité bien grandes. On ne croit pas à la thérapeutique, parce que tels « maîtres » n'y croient pas ou paraissent ne s'en soucier guère, au moins à l'hôpital ; — on la dédaigne parce que cela seul qui est « intéressant », comme on dit, c'est le diagnostic et la pathogénie. J'estime qu'on ne saurait assez protester contre ce travers d'esprit doublé d'une coupable désinvolture à l'égard du pauvre malade. C'est que le médecin ne saurait être un dilettante ni un intellectuel pur ; il n'a pas terminé sa tâche lorsqu'il a satisfait son propre besoin de connaître et qu'il s'est rendu les choses intelligibles ; il est principalement un homme d'action, et son art a pour fin de livrer à la douleur une lutte acharnée ; la thérapeutique apparaît donc comme la véritable raison d'être du praticien : *divinum est opus sedare dolorem !* Dès lors, si le médecin néglige ce qui a rapport au traitement, il manque au plus sacré de tous ses devoirs ; si, d'autre part, il se résigne à prescrire par routine un traitement quelconque en l'efficacité duquel il ne croit pas, comment pourra-t-il communiquer aux autres une foi qui n'est pas en lui ; et n'a-t-on pas le droit d'affirmer qu'il s'est fourvoyé dans la carrière médicale puis que, s'il y reste, il commet un abus de confiance, partant une mauvaise action ? De tels praticiens méritent d'être blâmés sévèrement ; leurs malades sont bien plus à plaindre. Le médecin digne de ce nom aura, pour son semblable qui souffre, des trésors de pitié et de dévouement ; pour le guérir ou, tout au moins, pour le soulager, il mettra en œuvre tous les moyens desquels il pourra attendre quelque efficacité, même si ces moyens sont répudiés par la mode officielle et frappés de discrédit par les puissants du jour. Tel est, le plus souvent, le sort de la psychothérapie ; mais le psychothérapeute saura braver les préventions, les sarcasmes et les anathèmes, quels qu'ils soient et d'où qu'ils viennent ; préoccupé, non pas de faire une cour assidue ou de briguer honneurs et distinctions, mais de rendre la santé physique et morale aux autres hommes, ses frères, il aura au moins la satisfaction intime d'avoir, en dépit d'inimitiés vivaces, résolument accompli ce qu'il a considéré comme un devoir impérieux ; il jouira, en outre, le plus souvent, de cette suave volupté que procure la reconnaissance émue des malades qu'il aura soignés, réconfortés et guéris, alors que tant d'autres praticiens les avaient cruellement délaissés.

Quant à ceux qui refusent de se renseigner, et qui, contempteurs de ce qu'ils ignorent, n'opposent aux faits que des négations systématiques (¹), il est clair que les meilleurs arguments ne sauraient triompher de leur évidente mauvaise foi. Ceux, d'autre part, qui avouent ne pas comprendre que souvent « l'esprit gouverne et le corps obéit », que la *medicina mentis* est non seulement aussi et même plus importante que la *medicina corporis*, mais souvent seule efficace, ils donnent la mesure de leur étroitesse ou de leur infirmité intellectuelle. Les uns et les autres, de même qu'ils ont repoussé toutes les diverses formes du traitement psychothérapique, ne sauraient

(1) Tels les astronomes de Pise lorsqu'ils refusaient de regarder dans la lunette de Galilée les satellites de la planète Jupiter.

manquer de condamner également et dans tous les cas la suggestion pendant le sommeil naturel. Tenterai-je de les convertir? Mais comment montrer la lumière à qui maintient ses yeux obstinément clos ? Peut-on discuter de couleurs avec des aveugles ou de sons avec des sourds? Nous négligerons donc des adversaires passionnés, incompétents ou injustes ; nous ne nous laisserons émouvoir ni par leurs moqueries, ni par leurs dédains, et nous poursuivrons avec ferveur notre œuvre bienfaisante, nous souvenant du proverbe arabe : « Les chiens aboient, mais la caravane passe (¹) ! »

II

Heureusement, à côté de ces adversaires obstinés, il existe quelques esprits curieux et sincères qui consentent à reconnaître les bons effets de la psychothérapie, mais ils y apportent de nombreuses réserves et veulent en restreindre singulièrement la portée. Par exemple, on a dit longtemps et bien à

(1) Tandis que le public admet assez facilement la thérapeutique psychique, il est étrange que, précisément, ce soient les médecins qui la rejettent. On se rappelle la résistance obstinée que, pendant près d'un demi-siècle, l'Académie de Médecine a opposée à tout ce qui était du ressort de l'hypnotisme ; il ne fallut pas moins de l'insistance et de l'autorité de Charcot pour que cet ostracisme rigoureux se relachât quelque peu. D'ailleurs, le Dʳ Liébeault, le chef incontesté et vénéré de l'Ecole de Nancy, n'a-t-il pas été repoussé par ses confrères lorsqu'à Nancy même il demanda à faire partie de la Société de médecine de cette ville ? En même temps, à Paris, au sein de la Société médico-psychologique, d'autres médecins s'appliquaient à mettre à l'index son mémorable livre sur *Le sommeil provoqué et les états analogues*. Ne sont-ce pas des médecins encore qui combattirent avec acharnement les vaccinations jennérienne et pastorienne ? Et de même qu'on avait traité Harvey d'imposteur quand il avait parlé de la circulation du sang, n'a-t-on pas prétendu aussi que Duchenne (de Boulogne) était un charlatan lorsqu'il préconisait l'électrodiagnostic et l'électrothérapie ? De tout temps, les médecins ont manifesté une méfiance systématique pour tout ce qui s'écarte des ornières de la routine. Prennent-ils la peine d'examiner ce qu'on leur propose? Cherchent-ils à s'en rendre compte ? — Non. — Par une sorte d'instinct, ils condamnent sans jugement et sans appel; ce qu'ils ignorent, ils le nient catégoriquement : c'est ainsi que la thérapeutique suggestive compte si peu de partisans et tant d'adversaires irréductibles ; en somme, les médecins sont fidèles à leur rôle historique en refusant droit de cité au traitement psychique. Certains qui, autrefois (en vertu du travers d'esprit signalé plus haut), ont condamné sans réserve la psychothérapie, persistent à se déclarer ses ennemis, encore aujourd'hui, pour ne point confesser qu'une fois en leur vie ils ont pu se tromper ! Ils tiennent, à ce qu'il semble, le « plaisant raisonnement » dont il est fait mention dans la *Logique de Port-Royal*

tort que seuls les hystériques étaient hypnotisables; plus récemment, on a reproché à M. Aug. Voisin de n'avoir guéri par l'hypnotisme que des folies hystériques : on ne manquera pas de rééditer le même reproche au sujet de la suggestion pendant le sommeil naturel.

Or, ainsi que l'a déjà répondu M. Aug. Voisin, quand bien même les seules folies d'origine hystérique seraient justiciables de l'hypnotisme, ce ne serait pas déjà un si mince avantage, car des aliénés hystériques, faute de traitement approprié, sont devenus incurables, déments et dangereux ('). En outre, MM. Dufour, Repoud et Bérillon, ainsi que M. Aug.

et que l'on pourrait ainsi paraphraser : Si la psychothérapie était légitime, j'aurais eu tort de la combattre jadis et « je ne serais pas un habile homme »; — « or, je suis un habile homme »; — donc la psychothérapie n'est pas légitime. D'autres, que l'on voit sourire, hausser les épaules ou même fulminer, suivant les jours, au seul nom de l'hypnotisme, exercent souvent sur leurs malades une influence suggestive manifeste, quoique parfois détestable. Comme preuve de ce qui précède, je tiens à rapporter le fait suivant : Une jeune fille, incapable de marcher, est transportée à l'hôpital ; le médecin diagnostique une paraplégie hystérique, puis, au lit même de la malade, fait une très intéressante causerie sur ces sortes d'affections, et, parlant du traitement, s'exprime ainsi : « *Ces « machines » là sont extrêmement capricieuses et tenaces...; on ne sait jamais quand çà finira...; on ne peut pas grand'chose sur elles...; les divers moyens qu'on a recommandés restent la plupart du temps inefficaces... Essayons cependant, par acquit de conscience, de donner des douches.* » — Or, les douches ne produisent aucune amélioration. Quelques jours après, le même médecin (encore, bien entendu, en présence de la malade) dit : « *Cet échec n'a rien d'étonnant; ces « affaires » là sont tellement rebelles !... Essayez du massage; si çà ne fait pas de bien, çà ne fera toujours pas de mal.* » — Or, la jeune fille restait toujours infirme : « *Faites-lui donc quelques séances d'électricité,* recommande-t-on une autre fois, *on verra bien ce que çà produira. Mais ne soyez pas surpris, Messieurs, de nos insuccès; ils sont dans l'ordre... Et puis, si l'électricité ne réussit pas, nous chercherons autre chose...* » Eh bien ! ce médecin, en affirmant devant la malade et le caractère tenace de l'affection et l'échec probable de l'intervention prescrite, a, je n'hésite pas à le dire, retardé et empêché la guérison; il a fait manifestement de la suggestion, mais à rebours et au détriment de la malade; par sa contre-suggestion, il a entretenu la paraplégie et rendu cette jeune fille impotente pendant plusieurs mois, — alors que, d'ordinaire, par la suggestion, l'on « cueille » cette paraplégie comme si, avec la main, on détachait de l'arbre un fruit mûr; il n'est pas rare, en effet, qu'une hystérique paralytique, amenée en voiture et portée dans le cabinet du psychothérapeute, s'en retourne tranquillement à pied chez elle, après un très petit nombre de séances de suggestion, ou même après une séance unique. Mais, pour certains praticiens, mieux vaut cent fois respecter religieusement une paraplégie que la guérir par un traitement qui a le malheur de n'être pas « bien en cour ». Déjà, pour les médecins de Molière, il importait peu que le malade mourût, pourvu qu'au moins il le fît suivant le cérémonial officiel et dans les formes prescrites !

(1) Cf. *Revue de l'Hypnotisme*, II, 329.

Voisin(1), attestent formellement que, grâce à l'hypnotisme, ils ont obtenu de bons résultats chez des aliénés qui n'étaient nullement hystériques : il faut donc bien que l'on s'incline devant les faits. Quant à la suggestion pendant le sommeil naturel, telle que je la recommande, son mérite consiste précisément en ce qu'elle intervient lorsque l'hypnotisme n'a pu être employé ; elle permet ainsi d'imposer aux malades, même malgré eux, et sans qu'ils s'en doutent, des volontés extérieures ; elle étend à perte de vue la portée du traitement psychique ; en effet, qu'il soit hystérique ou non, le dormeur nous est livré sans défense ; il ne nous résistera pas si nous y apportons quelque habileté et quelque discrétion. A ce point de vue, on ne conçoit même pas pourquoi un individu quelconque, aliéné ou non, malade ou sain, serait réfractaire à ce mode de suggestion ; il semble que tous, indistinctement, quoique à des degrés divers, en soient justiciables.

Je sais bien que l'on va m'arrêter pour me dire : « Soit, vos suggestions seront entendues, acceptées même, mais seront-elles efficaces ? Leur réalisation ne dépend pas du sujet lui-même et, dans le cas particulier de l'aliénation, comment voulez-vous que votre suggestion modifie la lésion ? » L'objection paraît redoutable ; ne nous laissons cependant pas intimider, et déterminons exactement sa valeur.

En bonne logique, l'argument repose sur ce principe, non énoncé mais facile à formuler, à savoir que dans les maladies mentales il y a toujours une lésion organique, que toujours aussi cette dernière précède le trouble psychologique et en est par conséquent la cause. Il est donc clair que le traitement psychique, ne pouvant agir sur la cause, sera impuissant à modifier l'effet.

Or, la lésion peut bien être non pas seulement antécédente, mais encore concomitante ou même consécutive aux troubles mentaux. Les trois hypothèses sont légitimes, au moins logiquement ; de quel droit, alors, éliminer *a priori* les deux der-

(1) DUFOUR : Société médico-psychologique, mai 1886. — REFOUD (de Fribourg) : *Revue de l'Hypnotisme*, IV, 152. — BÉRILLON : *id.*, V, 108. — Aug. VOISIN : *id.*, II, 329 ; IV, 152.

nières au bénéfice de la première ? N'y a-t-il pas là un vice de méthode... et, disons le mot, un sophisme ? En outre, non seulement les deux hypothèses de la simultanéité et de la postériorité sont admissibles (au même titre que celles de l'antériorité), mais elles paraissent se réaliser dans certains cas. « Nos aliénistes supposent arbitrairement : 1° Que les premiers termes de la série des désordres sont de nature exclusivement biologique, *toujours*; 2° Que les faits de perversion du jugement sont des conséquences nécessaires de l'état pathologique proprement dit. Cependant, sur le premier point, l'observation permet d'admettre des cas où la déviation mentale précéderait les perturbations organiques et pourrait en devenir la cause. Sur le second, rien ne prouve que certains symptômes représentatifs ne puissent être éludés ou supprimés par une éducation ou par une médication de même nature, c'est-à-dire intellectuelle et morale, tandis que la maladie suivrait peut-être son cours avec les symptômes physiques et vitaux qui lui appartiennent en propre (¹). » Et puis, ne l'oublions pas, les lésions sont inconstantes ; même quand elles existent, elles peuvent n'être que contingentes. D'ailleurs, donnons, sur ce point, la parole à un médecin psychologue dont la compétence en ces matières ne saurait, je pense, être mise en doute : « Les études anatomiques, histologiques ou même chimiques sur l'état des centres corticaux, dit M. Pierre Janet, ne sont pas assez avancées pour donner la raison des symptômes cliniques, et nous disons simplement que, pour le moment, ce sont les phénomènes mentaux qui, mieux connus, expliquent les faits que l'on observe et jouent le principal rôle dans l'interprétation de la maladie. Il est d'ailleurs facile, si l'on ne craint pas les *hypothèses un peu aventureuses*, de traduire les observations psychologiques en langage anatomique, mais il faut bien savoir qu'en dehors des constatations directes anatomiques et histologiques qui n'ont pas été faites, ce langage n'est qu'une *traduction. Malgré ses apparences anatomiques, ce n'est qu'une explication*

____

(1) Ch. Renouvier : 2ᵉ *Ess.*, 2ᵉ *Éd.*, II, 13.

psychologique qui cherche à se dissimuler (1). » Il y a près d'un demi-siècle déjà, M. Renouvier, de son côté, écrivait : « L'autopsie ne révèle pas de désordres organiques bien sensibles chez certaines classes d'aliénés, et, si ces désordres existent, comme on doit bien le présumer, ils ont pu être acquis ou aggravés à la suite des déviations représentatives, et pourraient alors s'amender en même temps que ces dernières »... « *L'action mentale est un moyen à la fois légitime et efficace de résistance à l'aliénation*, en ce qui concerne, bien entendu, la sphère mentale (2). »

Ainsi, le principe qui sert de base à l'argument tiré de l'anatomie pathologique ne saurait logiquement avoir une valeur absolue ; c'est un postulat, et un postulat arbitraire en ce qu'il a d'exclusif ; il n'infirme pas la possibilité des deux autres hypothèses inconsidérément écartées. La médication intellectuelle et morale a donc le droit de revendiquer sa légitimité dans le domaine de l'aliénation : 1° Pour empêcher que des désordres psychologiques n'entrainent à leur suite et ne *fassent naître* à la longue des lésions organiques non encore constituées ; 2° Pour dissocier les troubles psychiques qui accompagnent la lésion, évoluent parallèlement à elle et, pour ainsi parler, l'*entretiennent* ; 3° Enfin (lorsque véritablement la lésion est primitive ou causale), pour éviter que le progrès de ces troubles psychiques n'*aggrave* la lésion, n'accélère l'évolution morbide ou ne retarde le processus réparateur. Quand l'hypnotisme est applicable, il se charge de ce triple soin ; quand il ne l'est pas, il trouve dans la suggestion pendant le sommeil naturel une sorte de succédané, lequel constitue une arme nouvelle et efficace à la disposition du praticien qui, sans cela, se trouverait tout à fait désarmé ( ).

(1) Pierre JANET : Traitement psychologique de l'hystérie, dans le *Traité de thérapeutique* de Albert Robin, fasc. XV, 141. (*C'est moi qui souligne*).

(2) Ch. RENOUVIER : *op. cit.*, 37 ; 12. (*C'est encore moi qui souligne*).

(3) Lorsqu'une fonction se trouve supprimée, les régions psycho-motrices cérébrales qui y correspondent sont frappées d'atrophie lente et progressive. (Cf. V. Acquisito et F. PUSATERI : Sul centro motore corticale dell' arto inferiore dell' uomo,

III

Ces objections, d'ordre plutôt théorique, une fois examinées, passons aux reproches tirés des inconvénients et des difficultés que présenterait la pratique de la suggestion pendant le sommeil naturel.

« D'abord, dira-t-on, le praticien, après toute une journée de fatigues, a droit à un repos bien gagné. Comment voulez-vous qu'il accueille avec faveur, sans hésitation et sans répugnance, une médication qu'il devra employer seulement la nuit, ou tout au moins, à une heure assez avancée de la soirée ? » — Mais, je ne sache pas que les médecins refusent, d'ordinaire, d'entreprendre, par exemple, un accouchement, sous prétexte qu'il les tiendra éloignés de chez eux pendant une partie ou même toute la durée de la nuit ; et, d'autre part, même arrachés à leur sommeil au milieu de la nuit, ils n'hésitent pas non plus à se lever pour aller porter le secours de leur art à ceux qui le réclament. Pour la suggestion pendant le sommeil naturel, il s'agit, en somme, d'intervenir à une heure convenue, avant que l'on ait songé à se mettre au lit ; et il ne serait pas digne qu'un praticien refusât de tenter cette intervention pour de simples raisons de bien-être ou de convenance personnelle. Il semble qu'au contraire, stimulé par le désir de se dévouer au soulagement du malade, on devrait s'estimer trop heureux de pouvoir utiliser un traitement qui, en regard de l'impuissance coutumière, laisse au moins quelque espoir et apporte parfois la guérison tant souhaitée !

Giorn. di pat. nervosa e mentale, mai-août 1897, Palerme.) — Est-il irrationnel de penser que le rétablissement de la fonction normale amène dans ces régions, non pas seulement l'arrêt de l'atrophie, mais encore un réveil organique, un surcroît de vitalité et, partant, une sorte de *restitutio ad integrum* ? C'est quelque chose d'analogue que le traitement psychique peut, dans certains cas favorables, réaliser à l'égard de ces lésions dont on postule l'existence dans les cas d'aliénation mentale. C'est encore là un intéressant exemple de l'action et de la réaction réciproques qu'exercent l'un sur l'autre l'organe et la fonction.

« Cette intervention, pourra-t-on objecter encore, sera bien inconstante dans ses résultats : beaucoup y échoueront ou n'en tireront pas grand parti. » — Or, qu'on ne l'oublie pas, ici, plus que partout ailleurs, le traitement vaut ce que vaut le médecin et, avant de condamner ce procédé, demandons-nous si les échecs ne viennent pas de ceux qui l'emploient et de la manière dont ils en usent. C'est qu'en effet ce mode de suggestion est long, délicat, parfois malaisé ; il comporte une manière d'opérer ; non pas uniforme pour tous les cas, mais, au contraire, variable avec les sujets et les circonstances ; il faut donc que le médecin fasse preuve de prudence, d'initiative et de sagacité, qu'il sache s'ingénier, chercher et tâtonner ; il faut aussi que les insuccès ne le rebutent ni ne le découragent, qu'au contraire il revienne à la charge, se corrige avec sincérité, améliore sa technique, fasse ainsi patiemment son apprentissage et devienne à lui-même son propre maître ; sans doute, il n'arrivera pas du premier coup à posséder pleinement cette méthode, mais, avec l'entraînement, l'accoutumance, *la foi* et la ferme volonté d'aboutir, il aura bientôt acquis une habileté suffisante.

D'ailleurs, lorsque les praticiens estiment qu'ils n'ont ni assez d'expérience, ni assez de loisir pour instituer dans tous ses détails un pareil traitement, pourquoi n'appelleraient-ils pas à leur aide ceux qui font de ces sortes de choses leur étude et leur occupation spéciales ? Quand on souffre d'une affection oculaire, c'est l'oculiste qu'on va trouver de préférence ; pourquoi, quand la ψυχή est malade, n'aurait-on pas recours au psychothérapeute ? Recourir à ce dernier pour qu'il enlève, par exemple, une idée fixe, est aussi légitime et salutaire que de s'en remettre au chirurgien pour l'extirpation d'une tumeur ; le praticien qui trouve tout naturel de « passer la main » quand une laparotomie s'impose, devrait-il hésiter davantage à s'effacer quand il s'agit de dissocier minutieusement puis de réédifier tout un état mental ? Pour paraphraser le *similia similibus curantur*, nous dirons donc qu'une maladie psychique réclame un médecin psychique.

Mais, en supposant que le traitement suggestif soit appliqué toujours par une personne experte, n'échouera-t-il jamais? Certes, il lui arrivera parfois de n'être suivi d'aucun effet nettement appréciable; cependant, même dans les cas réputés incurables, il pourra au moins, dans une certaine mesure, améliorer la mentalité morbide, par exemple, rendre dociles et paisibles des malades qui, d'ordinaire, par leurs exigences deviennent une très lourde charge pour tout leur entourage. N'est-ce donc rien que cela? Notons, en outre, que, d'autres fois, il fera merveille. Or, dans tels cas déterminés, on ne saurait dire à l'avance si le traitement est appelé à échouer ou à réussir; pour s'en rendre compte, il faut l'appliquer. D'ailleurs, que risque-t-on? Dût-il rester tout à fait inefficace, son innocuité demeure complète. Ainsi, tous les traités de pathologie mentale recommandent l'intervention morale..., intellectuelle...; psychique; — mais, la suggestion pendant le sommeil naturel en constitue le procédé par excellence, à la fois le plus commode, le plus expéditif et le plus inoffensif. Il n'exclut certes pas les essais de redressement psychique que l'on tente d'ordinaire pendant l'état de veille, au prix de quelle abnégation et de quelle persévérance! Il s'y ajoute, les corrobore et les dépasse de beaucoup en fécondité (¹).

IV

La suggestion pendant le sommeil naturel n'est pas seulement, pour ainsi parler, le succédané ou le substitut de la suggestion hypnotique chez les aliénés non hypnotisables; appliquée chez des aliénés qu'à la longue on parviendrait à soumettre au sommeil provoqué, elle permet de gagner un temps considérable, sans que l'efficacité y perde.

(1) Lorsque, tout récemment, j'ai exposé cette question à la tribune de la Société d'hypnologie et de psychologie, notre honoré vice-président, M. Aug. Voisin, lequel nous présidait ce jour-là, a bien voulu reconnaître la légitimité du traitement que je préconise ici; il a même promis de l'expérimenter dans son service d'aliénés à la Salpêtrière; j'ai la très ferme conviction qu'appliquée par un tel praticien, la suggestion pendant le sommeil naturel portera tous les fruits qu'elle promet.

Il y a plus : ce procédé d'intervention peut encore être très fécond en dehors de l'aliénation mentale ; en principe même, il se justifie dans toute l'étendue du domaine psychothérapique. Toutefois, je me garderai bien de le recommander d'une manière exclusive : l'exclusivisme est un stigmate d'étroitesse d'esprit. En effet, les suggestions ne doivent être faites ni toujours pendant la veille, ni toujours pendant l'hypnose, ni toujours pendant le sommeil naturel. Ces trois procédés, loin de se combattre en frères ennemis, viennent au secours l'un de l'autre et se prêtent un mutuel appui. Toutefois, la suggestion pendant le sommeil naturel comporte un certain nombre d'indications spéciales. Ainsi elle pourra ou devra être systématiquement employée :

1° Chez toute personne qui, aliénée ou non, mais susceptible de bénéficier du traitement psychique, se sera montrée réfractaire à toute tentative d'hypnotisation. Ce sera comme une « planche de salut » dans un cas d'ordinaire considéré comme désespéré.

2° Chez toute personne qui ne pourrait être hypnotisée qu'après un long entraînement et de nombreuses séances. Dans ces conditions, en effet, le malade est souvent découragé par la lenteur des effets curatifs, et, d'autre part, le médecin perd un temps précieux, outre que parfois il se lasse et désespère trop tôt du résultat final. On fera donc, pendant le sommeil naturel, des suggestions qui auront pour but d'amener ce malade à dormir ultérieurement pendant le jour, à telle heure déterminée, à tel signal, à la suite de telle pratique ; on rendra ainsi très vite et très facilement hypnotisables des individus qui, sans cet artifice, eussent paru quelque peu réfractaires à la thérapeutique suggestive.

3° Chez les gens pusillanimes qui apprécient les bienfaits de l'hypnotisme, mais n'osent s'y confier à cause de craintes ou de préventions puériles ; certains, en effet, ne voient encore dans cet agent qu'une sorte de fluide mystérieux, de force supranaturelle, de pouvoir satanique ; d'autres vont jusqu'à redouter qu'après les avoir endormis, on ne puisse plus les réveiller ! Il est manifeste que rien de pareil ne saurait être allégué au sujet de la suggestion pendant le sommeil naturel.

4° Chez les enfants affectés de névroses, d'incontinence d'urine, de kleptomanie, d'onychophagie, d'onanisme, de terreurs nocturnes, de mouvements automatiques, d'impulsions mauvaises, de troubles du caractère, d'indiscipline, de perversité ou d'atrophie du sens moral, etc., — en un mot, dans toute l'étendue du domaine de la pédagogie clinique, de l'orthopédie mentale et de l'hygiène morale (¹). — En effet, des enfants, qui n'ont besoin que d'être soignés à propos, sont le plus souvent réprimandés, punis ou frappés sans que cela les améliore en rien. Des parents et des pédagogues, toutefois, déconseillent alors l'hypnotisme par crainte qu'on ne déforme la personnalité de l'enfant ou qu'on n'attente à sa liberté. De telles appréhensions seront réduites à néant quand on verra que le traitement consiste en quelques paroles adressées à l'enfant pendant qu'il dort paisiblement dans son lit.

5° En pédagogie courante (et non plus anormale ou pathologique), par exemple, quand il s'agit de stimuler ou de développer une mémoire peu facile, peu tenace ou peu prompte. C'est ainsi que, tout récemment, j'ai rendu service à un bon petit élève qui enrageait de ne pouvoir parvenir à savoir très bien ses leçons. Je lui ai considérablement facilité la tâche en les lui faisant apprendre suivant le procédé dont j'ai plus haut exposé le détail.

---

(1) Pour ce qui concerne les applications du traitement suggestif à la pédagogie, voyez : BÉRILLON : Les principes de la pédagogie suggestive, *Rev. de l'Hypn.*, décembre 1897, 162; — BÉRILLON : L'hypnotisme et l'orthopédie mentale, Paris, Rueff, 1898. — En outre, M. LEPELLETIER a, dans un long article consacré à « L'orthopédie enfantine », mis en vive lumière les remarquables résultats obtenus par M. Bérillon à l'Institut psycho-physiologique. (Cf. *Revue philanthropique*, février 1898.) — J'ai moi-même publié une petite brochure au sujet d'un jeune homme que j'ai traité de concert avec M. Bérillon. (Cf. Paul FAREZ : Application pédagogique du traitement psycho-mécanique, Paris, Maloine, 1898.)

Enfin, pour terminer, il est un point que je veux seulement signaler : c'est que la suggestion pendant le sommeil naturel constitue un précieux procédé d'expérimentation psychologique ; grâce à elle, on pourra parvenir à jeter quelque lumière sur cette période qui comprend, en somme, le tiers de notre vie psychique ; des états de conscience pourront être suscités et dissociés, l'observation interne et la mémoire au réveil exaltées, etc. La psychologie en général et la psychologie du sommeil en particulier feront de nouvelles conquêtes ; et, en même temps que la science se développera, par contrecoup la pratique psychothérapique y gagnera aussi, tant il est vrai, comme le disait Bacon, que notre pouvoir est en raison de notre savoir, *tantum possumus quantum scimus.*

TABLE DES MATIÈRES

CHAPITRE PREMIER

CHAPITRE DEUXIÈME

CHAPITRE TROISIÈME

204

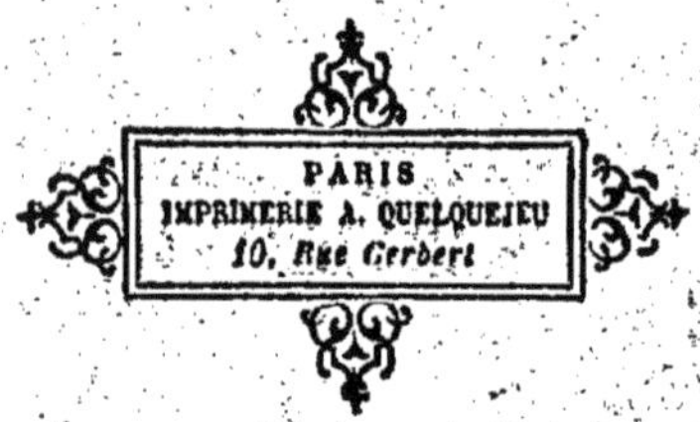

PARIS
IMPRIMERIE A. QUELQUEJEU
10, Rue Gerbert